LA VILLE

DE

DOUX-REPOS

STATION D'HIVER PAR EXCELLENCE!

PAR

le docteur CHARON

Descendant du bien connu Nocher d'outre-tombe,
Membre de plusieurs Sociétés de louanges mutuelles, etc., etc.

———

Deuxième édition, revue et corrigée

———

NICE

IMPRIMERIE V.-EUGÈNE GAUTHIER ET COMPAGNIE

—

1868

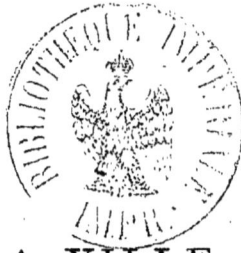

LA VILLE

DE

DOUX-REPOS

LA VILLE

DE

DOUX-REPOS

STATION D'HIVER PAR EXCELLENCE!

PAR

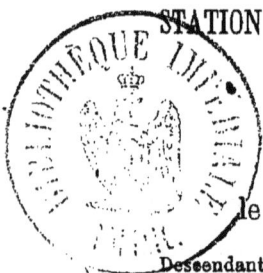

le docteur CHARON

Descendant du bien connu Nocher d'outre-tombe,
Membre de plusieurs Sociétés de louanges mutuelles, etc., etc.

———

Deuxième édition, revue et corrigée

———

NICE

IMPRIMERIE V.-EUGÈNE GAUTHIER ET COMPAGNIE

—

1868

Nice. — Typographie V.-Eugène GAUTHIER et Cᵉ.

PRÉFACE

En publiant la deuxième édition de
La Ville de Doux-Repos, l'Auteur a une
tâche bien douce à remplir : celle de
témoigner sa reconnaissance à tous
ceux qui, par leurs éloges, leur blâme
ou par leur silence, ont contribué au
succès de la première édition. Daignent
tous ceux qui ont ainsi fait les affaires
de la première édition favoriser de la

même manière la seconde, et ils auront de nouveaux droits à la reconnaissance de la noble populace de Doux-Repos, de l'humanité souffrante tout entière, et surtout de leur très-humble serviteur.

Dr CHARÔN.

———

A M. le Docteur POLYCARPUS GASTFENGER

PREMIER MÉDECIN A BAD-SALZLOCH

Mon cher confrère et très-honoré maître,

Votre excellent traité sur BAD-SALZLOCH vous a placé parmi les premiers bienfaiteurs de l'humanité et les plus hauts dignitaires de la science. Or, cet écrit m'a fait essayer de traiter les stations du Midi d'après cette même méthode, impartiale et scientifique, que vous avez si admirablement appliquée à vos idées sur les sources salines.

Je n'ai pu vous suivre pas à pas dans mon travail ; car il s'agit pour moi de localités toutes différentes. Cependant, je vous ai pris deux ou trois enfants de votre *humour*. C'est d'abord à

vous que je dois l'idée de l'entreprise et la méthode de l'exécution. Comme je ne veux pas
passer pour plagiaire ni aux yeux du public, ni
aux miens, ni surtout aux vôtres, j'avoue mon
procédé, en rendant hommage, bien entendu, à
votre supériorité. C'est dans ce but que je vous
dédie ces quelques lignes. Veuillez les accepter
avec bienveillance, en vous rappelant ces paroles
de votre poète :

Immer strebe zum Ganzen, und kannst du selbst kein Ganzes werden
Als dienendes Glied schliesse einem Ganzen dich an.

DOUX-REPOS

———⬥———

Non semper arcum tendit Apollo.

Quelle est la meilleure station d'hiver? Sur ce point, les opinions divergent beaucoup. Les uns vous disent : « Venez ici. » Les autres vous disent : « Allez là ! »

Loin de nous le moindre doute sur la bonne foi et l'impartialité de qui que ce soit. Mais, du reste, nous sommes convaincu que c'est à nous qu'appartient l'honneur d'avoir découvert une station sans pareille.

Oui, la ville de Doux-Repos, qui a la faveur de jouir de notre présence, quoique nous ne puissions tout dire par fausse modestie, est la meilleure de toutes les stations de ce genre.

Essayons de le démontrer.

La charmante ville de Doux-Repos est située au bord de la Méditerranée.

Si vous quittez la voie ferrée à Lasciate-Speranza, la diligence vous conduit à Doux-Repos en cinq heures.

La route n'est pas des plus égales et la diligence ressemble assez bien à une vieille patache. Mais cela a bien ses avantages. Car les secousses que vous donne le cahotement du véhicule, en fatiguant le malade, l'obligeront à se tenir tranquille pendant les premiers jours de son séjour à Doux-Repos, ce qui est très-important pour l'heureuse terminaison de la cure.

Ces légers inconvénients tendent aussi à diminuer l'attente exagérée du malade à propos de l'endroit où il va chercher sa guérison. De plus, la manière dont le malade supporte les fatigues du voyage est une indication pathognomique qui équivaut à celle du sthétoscope et du laryngoscope. Elle assure au médecin le traitement qu'il a à prescrire. Et si l'état du malade était tel qu'il soit destiné à mourir à Doux-Repos, alors le voyage fera qu'il succombera dès son arrivée, avant d'avoir arrêté un logement pour la saison. Il lui épargnera ainsi des souffrances inutiles et de cruelles déceptions.

La route de Doux-Repos est, du reste, on ne peut plus pittoresque, et les brigandages n'y sont pas très-fréquents. La route, ai-je dit, est pittoresque.

Les champs ou plutôt les forêts d'oliviers qu'elle traverse, presque dans tout son parcours, lui donne un aspect sombre qui calme les illusions et prépare le voyageur d'une manière fort convenable à la surprise qui l'attend à son arrivée dans la ville.

Oui, il n'en est pas ici comme de ces théâtres de foire, qui attirent la foule par l'éclat et le bruit pour mieux la duper ensuite. C'est, au contraire, le spectacle qui, tranquille et modeste à l'extérieur, retentit à l'intérieur de la grandiose harmonie du beau.

Ce n'est qu'à l'arrivée même, en gravissant la colline qui domine la ville, que les beautés de Doux-Repos commencent à être visibles.

Le panorama s'ouvre au voyageur étonné. Devant lui, son regard, se berçant doucement sur les ondes molles de la Méditerranée, va se perdre dans l'infini. Ou bien il voit les vagues écumantes se briser sur le sable blanc du rivage, lancer au ciel des perles et des saphirs étincelants sous l'éclat du soleil méridional. A droite s'élèvent des rochers de couleur rose que baignent, comme pour les vivifier, les ondes d'azur qui se jouent à leurs pieds. A gauche, les rochers ont un autre aspect. Là, ils sont d'une éblouissante blancheur. C'est un indice qu'on est près d'un terrain calcaire, circonstance dont nous signalerons aussi l'importance.

On a derrière soi les Alpes, qui dressent leurs gigantesques crêtes au-dessus des nuages, et conservent tout l'été leur blanc manteau de neige. Ce voi-

sinage, disons-le en passant, n'est pas non plus
sans son importance thérapeutique. Cela rappelle au
malade la brume, les frimas, la neige du pays qu'il
a quitté. De plus, c'est un contraste frappant avec
Doux-Repos, qui est comme un sourire de la
nature.

Tout cela fait mieux apprécier encore au malade
les avantages du providentiel séjour de Doux-Repos.
D'ailleurs, les Alpes causent un courant d'air du
nord au midi, qui, comme nous le verrons, fournit
un précieux moyen pour régler la circulation du
malade.

Plus bas, autour de la ville, on aperçoit une série
de collines toujours ombragées d'oliviers, dont le
vert sombre est agréablement varié par le vert gai
du pin maritime.

Enfin, la ville de Doux-Repos elle-même, avec
son air de moyen-âge, a son château criblé de bal-
les, son église tapissée de lierre, où tout autour
voltigent des hirondelles, des chauve-souris et des
hibous : tout cela donne un cachet de vie, d'activité
et de fantastique.

Oui, avec son ciel serein et son soleil brillant, le
panorama de Doux-Repos est des plus riches. Mais
quand le ciel est couvert et que de gros nuages s'y
poursuivent comme des spectres furieux ; quand le
vent souffle à travers les oliviers et fait briller leurs
feuilles argentées dans un sombre crépuscule ; quand
la brume s'élève des ravins comme un léger crêpe

qui se déroule sur la colline ; quand la mer mugis-
sante semble, dans sa fureur, vouloir écraser la rive
sous les coups répétés des immenses lames... c'est
alors qu'il faut venir à Doux-Repos ! Oh ! la bonne
et bienfaisante nature, de nous offrir si souvent ce
spectacle !

C'est, sans doute, en vue de nous donner ce
spectacle, qu'elle a pris soin d'abriter Doux-Repos
du nord à l'est et à l'ouest, en laissant libre entrée
au vent du nord-est et du nord-ouest.

Cependant, il y a bien d'autres raisons pour cet
arrangement, comme nous allons le voir.

Le vent du nord-ouest, connu sous le nom de
mistral, est sec. Il purifie l'air, chasse les nuages et
amène avec lui le beau temps. Le vent du nord-est,
au contraire, est humide. C'est lui qui nous apporte
la pluie. Et que serait Doux-Repos sans pluie !...

Ces vents, quand ils soufflent, empêchent les malades de sortir. Ce qui est très-bon. Sans cela, la
nature étant si belle, les malades en abuseraient. Et
rien n'est si contraire aux poitrinaires que les promenades exagérées.

En hiver, il est de règle que les vents du nord-
ouest et du nord-est soufflent alternativement, c'est-
à-dire : pendant trois jours. Le vent du nord-est
amène la pluie pendant trois jours ; puis vient le
mistral, qui chasse les nuages et apporte le beau
temps ; puis le vent de nord-est, qui chasse le mistral et apporte de nouveau de la pluie, etc.; etc.

Ainsi nous nous trouvons dans un retour périodique de pluie et de soleil, bien capable d'embellir
la nature végétative, de maintenir l'air toujours pur.

En été, lorsque les poitrinaires sont partis, ces vents
ne sont plus nécessaires. Ils font place alors à un ciel
toujours pur et à une température égale. Tout cela
semble fait sur commande. Aussi, Doux-Repos
jouit d'une salubrité extraordinaire. Le typhus y est
inconnu. Les cas de rougeole et de fièvre scarlatine
y sont très-rares et si légers, qu'ils n'obligent pas
même le malade à se tenir couché. Le choléra n'y a
sévi qu'une seule fois, et n'y a emporté qu'un seul
homme, qui, en suite d'un pari, avait mangé trois
concombres crus.

Pendant les vents du nord-est et du nord-ouest,
le malade, comme nous l'avons dit, ne peut sortir.
Cependant, quelle que soit cette régularité du retour
périodique des pluies et du beau temps, il arrive
assez fréquemment que ces vents sont remplacés
soit par la brise du nord qui vient des Alpes, soit
par la brise de mer. Conséquemment, sur sept jours,
il y en a un où le malade peut aller se promener, ce
qui convient parfaitement à son état.

En général, notre climat est caractérisé par des
changements très-brusques de température. Il n'est
pas rare qu'en quelques secondes on voit le thermo-
mètre monter ou baisser de 20° et plus. Pour ceux
qui ne saisissent pas tout de suite l'efficacité de ces
subites mutations, voici nos remarques à ce sujet:

Ces changements soudains et répétés sont comme autant de coups de fouets donnés aux organes de la respiration.

Ils accélèrent les fonctions de ces organes, surtout de la circulation et la nutrition. Pour dire toute la vérité, le climat de Doux-Repos est un appareil galvano-électrique pour les poumons.

Bien plus : ces changements subits de température causent de fréquents catarrhes. Et rien de mieux qu'un catarrhe pour éveiller l'activité des poumons et pour en faire sortir les humeurs. Aussi les catarrhes sont souvent accompagnés de fièvre. Et la fièvre, comme on le sait, est un puissant excitant diaphorétique et digestif, tout en obligeant le malade de prendre du repos et à éviter tout excès.

Sur sept jours, il y en a un où le malade puisse sortir, comme nous l'avons dit.

N'oublions pas de remarquer que, dans ces sorties, le malade doit prendre bien des précautions. D'abord — et c'est très-important — par l'ordonnance du docteur, il ne doit jamais sortir avant midi et ne pas rentrer plus tard que deux heures après-midi. Car, à deux heures, la rosée commence à tomber et la même rosée, s'élevant à huit heures du matin, rend l'air humide jusqu'à midi.

Aussi le malade doit-il bien se couvrir. Il faut qu'il ait au moins pour vêtements : une bonne chemise, un gilet de flanelle, un autre bon gilet de laine, un caleçon de flanelle, un paletot de drap

bien épais, un pardessus de cuir-laine première
qualité, et, enfin, un pantalon de la même étoffe,
sans oublier le châle à l'anglaise et le cache-nez à
la française. Les dames se chargeront au moins de
cinq à six jupes, y compris un châle et un manteau.

Dans tous les cas, le malade doit être muni d'une
ombrelle contre soleil, d'un respiratoire contre la
fraîcheur de l'air, de souliers en caoutchouc contre
les eaux de la rue, d'un parapluie contre les averses,
de lunettes bleues contre l'éclat de la lumière, lunettes qui doivent quelquefois se changer en besi-
cles à cause de la poussière, enfin, d'un gros bâton
pour écarter les chiens (1).

Quant au châle, dont nous avons parlé, le malade
doit toujours l'avoir sur le bras, afin de pouvoir

---

(1) Doux-Repos est comme une grande ménagerie de chiens
de toutes races, de toutes dimensions et de toutes couleurs.
Et c'est ce qui constitue un des grands avantages de notre
pays. Car les chiens, pouvant saisir à l'improviste les voleurs
à la jambe, ne font pas mal l'office d'agents de police. Ces
voraces gardiens pourvoient à la propreté des rues, sans
pour cela pousser la propreté à l'excès Par leurs clameurs,
ils rompent la monotonie de la nuit. Leurs habitudes favorisent l'étude des mœurs. Quand ils deviennent méchants,
ou voire même enragés, ils causent des émotions et rendent
notre pays favorable à l'étude de la chirurgie, etc., etc.
Aussi notre édilité, dont le zèle est au-dessus de nos louanges, a-t-elle soin qu'aucun de ces animaux utiles ne soit
ni tué ni muselé.

s'en couvrir le cou et les épaules dès qu'il s'approche d'un endroit ombragé. Car à l'ombre il fait très-froid. Il faut que le malade se souvienne bien qu'il n'est plus dans le Nord !

Il est clair que, dans ce costume, on ne pourra faire de longues promenades. C'est un grand bien, le malade devant éviter toute transpiration. Ces courses tant soit peu forcées sont chez nous souvent contre-indiquées. Au besoin, je le sais, on pourra prendre une voiture. Mais alors, on doit en faire venir une de chez soi, notre pays n'ayant que des voitures découvertes, et les voitures fermées y coûtant vingt francs l'heure. Tout ceci a ses bons côtés. Si les voitures étaient d'un abord facile, c'est-à-dire moins coûteuses, le malade serait tenté d'en user trop largement et de sortir par le mistral ou par la pluie, ce qui ne serait pas sans danger.

Les cochers des voitures ont leur tarifs ; ils n'osent demander que le prix fixé. Mais le pourboire n'est pas tarifé. Aussi MM. les cochers ne manquent-ils pas de le faire servir aux intérêts de leurs familles, dont, bien entendu... le cabaretier fait partie.

Les chevaux, ainsi que les cochers de voiture, sont très-sauvages, et on ne peut guère sortir en voiture qu'en danger réel de se casser le cou. Est-ce là un dommage ? Non, cela retient les malades des grandes courses, apprend aux sains à ne pas craindre la

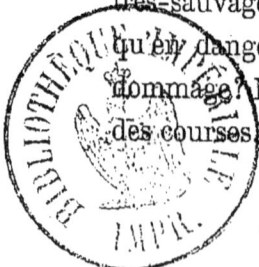

2

mort et concourt à rendre notre pays favorable à l'étude de la chirurgie.

C'est donc par le vent du nord ou celui du midi que le malade peut sortir. Or, la nature de la maladie doit indiquer celui des vents que le malade choisira pour ses promenades. La brise des Alpes est sèche et froide. Elle convient, par conséquent, aux personnes qui souffrent des formes lymphatiques des affections des poumons, par exemple du relâchement de la muqueuse des bronches. Le vent du midi, au contraire, comme il traverse la mer, est saturé d'humidité et de chaleur ; c'est celui que doivent rechercher les malades qui souffrent de quelque irritation, de toux sèche et aiguë.

Admirable pays, où tout le monde, quel que soit le mal dont il souffre, peut trouver son remède !

Ce qui contribue beaucoup à rendre les promenades agréables et utiles, c'est la nature montagneuse du sol. Le malade étant obligé de toujours monter ou descendre, la moindre promenade lui sert d'une gymnastique forcée pour les poumons, le cœur, le diaphragme, enfin le système musculaire tout entier.

Une particularité très-importante de Doux-Repos, et qui lui vaut en partie sa renommée, c'est la poussière qui jonche tous nos chemins, petits et grands. Les propriétés remarquables de cette poussière, les voici : elle est très-fine, de sorte qu'elle pénètre dans les branches les plus déliées des bronches et même

dans les alvéoles des poumons de celui qui la respire.
En conséquence, elle y agit comme un *nettoyatif*,
passez-moi le terme, de la même manière que la
poudre dentifrice agit sur les dents et les gencives.
D'ailleurs, par sa présence dans les voies respiratoi-
res, elle y opère comme un stimulant ou, pour ainsi
dire, comme une légère cautérisation, qui augmente
l'activité des nerfs nutritifs et du tissu contracté, dé-
gage les vaisseaux capillaires relâchés du sang,
guérit par là les inflammations, favorise la cicatrisa-
tion des ulcères, rend la respiration plus active,
force le malade à tousser et fait, par ce moyen, déga-
ger les bronches du détritus nuisible qui s'y est
amassé. De plus, elle agit comme *stiptique*, en arrê-
tant les épanchements du sang dans les bronches.

Enfin, elle est de nature calcaire, de sorte que, en
venant en contact avec les tubercules, elle y déter-
mine la calcarisation.

Ces propriétés si remarquables de notre merveil-
leuse poussière ont engagé mon cher confrère M. le
docteur Anglicide à établir dans notre ville un établissement de respiration de poussière, entreprise
pour laquelle il s'est rendu un des plus grands bienfaiteurs de l'humanité. La construction de l'établissement est on ne peut plus ingénieuse et dénote un
esprit de la plus haute ingéniosité. Un soufflet, mû
par une roue que tourne un cheval, aspire l'air du
dehors et le pousse à travers un grand cylindre où
se trouve la poussière, qu'agite très-rapidement une

autre roue ailée. En sortant de ce cylindre, l'air,
surchargé de la poussière bienfaisante, arrive par un
gros tube en fonte dans une vaste salle. Ce gros tube
se subdivise en maints petits tubes, qui aboutissent
dans la grande salle, dite salle des cures. Les malades se placent devant ces petits tubes, à l'orifice des-
quels ils tiennent la bouche ouverte. Là, ils aspirent
de toute la force de leurs poumons et toussent plus
encore. La toux que provoque ce traitement paraît
n'être jamais nuisible. Il est bien rare qu'elle fasse
cracher le sang; ce qui s'explique facilement, par le
fait que si une rupture des vaisseaux sanguins avait
lieu, elle serait immédiatement obstruée par la poussière.

Il est de rigueur que la cure de l'inhalation de
poussière se fasse sans interruption. C'est pourquoi
M. Anglicide, avec son ingéniosité ordinaire, a in-
venté un instrument qui met les malades à même de
respirer la poussière chez eux, quand le temps les
empêche de sortir. Le principe sur lequel repose cet
instrument est le même que celui des bouteilles
d'eau à siphon. La poussière est mêlée à de l'air
atmosphérique rendu liquide sous une pression de
100,000,000,000 atmosphères. Quand on ouvre le
robinet, le gaz s'échappe et entraîne avec lui des
nuages de poussière. On a pris soin d'envelopper les
flacons d'un gros sac de laine. Car, comme on sait,
le gaz, en passant de l'état liquide à l'état gazeux,
produit un froid très-intense.

Ce n'est pas seulement en la respirant que la poussière peut servir à la guérison. On peut encore l'administrer sous forme de bain. Mêlée à de l'eau, elle donne une boue dont l'efficacité dépasse celle de l'eau de Tœplitz. Prise sèche, elle remplace avec avantage les bains de sable pour guérir les rhumatismes, les maladies de la peau, etc. Pour qu'on ne doute pas de l'efficacité de ces bains *pulvériques*, j'ajoute qu'il faut prendre bien des précautions, car souvent ils causent des congestions célébrales trèsgraves. Mais on a des moyens simples de les combattre : on couvre tout de suite la tête du malade de glace, dont nos ruisseaux sont ordinairement pleins en hiver.

Ainsi, les bains de poussière remplacent avantageusement les bains de sable. Que dis-je?... ils leur sont bien supérieurs! En effet, la poussière, étant plus fine,. pénètre dans les pores de la peau et opère son action bienfaisante dans l'intérieur même du tissu dermique. Aussi, c'est un grand mérite de M. Anglicide d'avoir joint à son établissement des bains avec ou sans eau.

En parlant de la brise des Alpes, nous avons dit qu'elle fournit des moyens précieux pour régler la circulation du malade. Il faut expliquer notre procédé à ce sujet.

Lorsque la brise des Alpes souffle et que le malade se promène le long du rivage de la mer, il a, d'un côté, le soleil brûlant et de l'autre le vent glacé des

Alpes. Si le malade souffre d'une congestion dans l'un des poumons, il n'a qu'à se promener dans la direction qui expose au vent le poumon congestionné. Il placera sur l'autre côté son gros châle. Alors le sang, aimant mieux la chaleur que le froid, ne tardera pas à se porter du côté du soleil et à quitter le poumon malade.

On dira que ce remède perdra son effet, puisque, le malade revenant de sa promenade, les rôles changent : le soleil se trouve alors du côté sain, et le vent du côté malade. J'ai prévu cette difficulté, et c'est là justement pourquoi j'ai dit que le malade doit placer le gros châle du côté sain. Car s'il garde le châle de ce même côté quand le soleil donne sur l'autre, le premier côté sera encore de beaucoup plus chaud. Alors, à cause du grand amour du sang pour la chaleur, celui-ci se trouvera enfermé dans le poumon sain comme dans une bouteille, et laissera à l'autre poumon le temps de s'affermir.

Le même genre de traitement pourrait aussi s'appliquer aux paralysies. Dans l'hémiplégie, par exemple, on aurait soin de tourner le côté paralysé du côté du soleil.

Mais il est temps d'informer le lecteur de l'état des habitations de Doux-Repos. Elles sont très-convenables ; elles répondent à tous les besoins des malades. Ne croyez pas que nous ayons, comme dans le Nord, de doubles fenêtres, des calfeutrages qui empêchent trop imprudemment les courants

d'air et étouffent le malade dans l'acide carbonique.
Bien loin de là. On a pris soin, au contraire, de
laisser des interstices considérables aux portes et aux
fenêtres, afin que le vent puisse entrer librement
dans la chambre et que la poussière salutaire puisse
parvenir jusqu'au chevet des malades. Ne croyez
pas, non plus, que nos cheminées soient construites
de manière à exclure le vent et à emporter entièrement les produits de la combustion. Non : nos cheminées sont telles, que le vent y a libre entrée par
le haut et repousse dans la chambre une grande
partie de la fumée. Or, c'est incroyable, quels avantages cet arrangement a pour les malades. Dans le
Nord, les médecins recommandent avec soin de
mettre des vases de goudron dans la chambre des
phthisiques. A quoi bon ? N'est-il pas beaucoup plus
simple de faire entrer la fumée dans les chambres ?
Oui, la fumée est, en bonne chimie, un goudron à
l'état naissant. Or, les éléments à l'état de naissance
agissent avec une force considérablement augmentée.
Embarrassés, non accoutumés encore à leur état de
liberté, ils tendent énergiquement à s'y soustraire
et à retourner à l'état de combinaison. Ce sont,
chères lectrices, pour ainsi dire des veuves qui
viennent de perdre leurs maris!

Il s'en faut d'ailleurs beaucoup que la fumée ne
soit que du goudron volatile. Outre du goudron et
d'autres éléments empyreumatiques, elle contient
encore des éléments surexcitants, comme de l'acide

acétique, de l'alcool de méthyle, etc., capables de
ranimer l'action des bronches et d'en neutraliser tout
au moins l'alcali dans leurs sécrétions. Je dois enfin
parler de la créosote, élément putrifuge de la fumée,
et si capable d'enrayer, sinon d'arrêter le processus
de la décomposition dans les poumons [1].

Tout cela est dans la fumée, et tout cela y est à
l'état de naissance ! Nous espérons donc bien que les
préjugés et les plaintes arbitraires de certains étrangers ne forceront jamais ni les municipalités ni les
propriétaires à faire construire les cheminées à la
façon du Nord. Ce serait vraiment la ruine du pays
et un crime impardonnable envers l'humanité souffrante.

Nos foyers ne donnent que peu de chaleur. Ceci
est excellent. Car la chaleur favorise la fonte des tubercules ; puis, la température de l'appartement ne
dépassant pas beaucoup celle de l'air ambiant, le
malade ne risque pas de prendre froid en sortant.

Les murs de nos maisons sont convenablement
humides, circonstance qui épargne aux poitrinaires
la peine de mettre un vase d'eau sur le feu.

Du reste, nos maisons s'abstiennent de toute exa-

(1) En brûlant des charbons de terre, l'on n'aura pas l'acide
acétique ni l'alcool de méthyle, mais on aura, au contraire,
de l'acide sulfureux et de l'ammoniaque, substances autre-
ment irritantes ! Toutefois, nous recommandons au malade
de brûler du bois, à cause de la créosote, qui ne se trouve
pas dans la fumée des charbons de terre.

gération en fait de propreté. Car le nettoyage poussé
à l'excès éloigne trop certaines matières en voie de
décomposition, et les gaz qu'exhalent les matières
en décomposition sont très-salutaires au poitrinaire,
comme l'établissent les heureux effets de la cure
dans les étables de vaches. Ne sait-on pas aussi que
les tanneurs ne sont presque jamais atteints des
maladies de poumons ?

Ces gaz aussi contribuent à tempérer l'action du
vent, parfois peut-être un peu trop acide.

Il y a encore une autre raison pour laquelle la
propreté poussée outre mesure nuit aux malades :
c'est qu'elle détruit les circonstances favorables au
développement de certains petits animaux, qui, en
se nourrissant du sang du malade, causent sur sa
peau une légère irritation. Agissant comme divulsif
et amenant le sang vers la circonférence, ces animaux
dégagent ainsi les parties malades. Heureusement
aussi notre pays est très-riche en ces espèces d'animaux, auxquels M. le Dr Philopuce, dans sa brochure on ne peut plus intéressante sur ce climat,
attribue en grande partie le succès du pays.

A cet égard, notre pays ne le cède guère à Bad-
Salzloch. Mais ce qui nous distinguera favorablement
de Salzloch[1], c'est la présence de certains autres
animalcules sanguivores, dont le Dr Philopuce a fait

---

(1) Voir la brochure *Das Bad-Salzloch*, etc., du docteur
Polycarpus Gastfenger.

l'appréciation. Cet insecte n'est pas de l'espèce qui saute, mais de celle qui voltige. Il attaque particulièrement le front et les autres parties du visage. Il y pratique, au moyen d'une fine et longue trombe, une légère extraction de sang. Or, ceci est une médication agréable et facile contre les congestions à la tête, congestions auxquelles les malades sont sujets, surtout les premiers jours de leur arrivée dans notre merveilleux pays.

Mais, tout en agissant comme remède physique, ces chères petites créatures procurent encore un remède moral des plus puissants. Ils altèrent un peu les traits du visage, afin de rappeler, sans doute, par là, au beau sexe, que la beauté ne tient qu'à un fil et qu'il ne faut pas trop s'en glorifier.

Les remarques du Dr Philopuce au sujet de ces animaux expliquent pourquoi certaines personnes, surtout certaines Anglaises un peu prudes; s'obstinent à estropier l'illustre nom de ce savant et l'appellent Philocousin. Et lors même que les insectes dont nous venons de parler seraient trop nombreux pour le but que nous avons signalé, ils seraient encore très-utiles. Car ils provoquent un genre de chasse qui donne une distraction agréable aux malades trop faibles pour faire la chasse aux lièvres et aux sangliers.

L'étranger qui vient passer l'hiver ici doit bien prendre garde de choisir une demeure sans consulter son médecin. Car le choix de la maison se fait d'après l'état de la maladie. Le médecin prend aussi bien soin de faire loger le malade chez un des amis dudit médecin, chose excellente pour tous. Au reste, trois agents de location, parlant toutes les langues, se chargent de donner aux étrangers les renseignements nécessaires et, en même temps, de les préserver d'être injustes envers certains propriétaires, en payant des loyers trop bon marché.

Les appartements se louent par saison et non par mois. Car on a remarqué que les malades sont parfois un peu changeants. Et ce serait très-injuste, si le propriétaire perdait pour toute la saison la chance de louer, dans le cas où le malade viendrait à le quitter à cause d'une crevasse dans le mur ou d'une gouttière qui inonde son lit.

Tout dédommagement pour les meubles doit être payé par le locataire. Mais pour l'usure qui vient de l'usage, on ne paie que 50 francs.

Le choix d'une habitation exige d'autant plus de précaution, que les maisons s'écroulent quelquefois : les neuves, parce qu'elles sont neuves ; les vieilles, parce qu'elles sont vieilles.

Le malade doit prendre bien soin de n'habiter que les appartements situés au midi. Heureusement cette précaution lui est rendue très-facile par la circonstance qu'à Doux-Repos tous les appartements aboutissent au midi : soit directement, soit indirectement.

Quant aux ressources de notre ville, il est à re-

marquer que l'administration, toujours occupée du
salut des malades, n'a voulu introduire aucun de
ces amusements qui nuisent à la santé du malade,
tout en détournant sa famille du soin qu'elle lui
doit. Aussi, on ne trouvera chez nous ni théâtre ni
concert. Les bals seulement sont tolérés et même
organisés par la commune. S'il n'y avait pas de bals
publics, les étrangers donneraient trop de bals chez
eux, ce qui causerait un grand tort aux malades.
Puisqu'il faut qu'il y ait des bals, s'est-on dit, il
vaut mieux concentrer les étrangers dans un endroit
où les malades ne soient pas incommodés, et s'ar-
ranger de façon que la commune en profite aussi.

Un autre amusement qu'on a été obligé de tolérer
et même de favoriser, c'est le jeu. Car — sans parler
des avantages qui en résultent pour la commune et
partant pour le malade — souvent il fait disparaître,
on ne peut plus rapidement, certaines tumeurs qui
affectent la région sousclaviculaire, comme l'a très-
bien remarqué l'illustre auteur du *Bad-Salzloch.*

Doux-Repos possède bon nombre d'hôtels. Les
propriétaires de ces hôtels sont, en général, des hommes sages et justes. Ils ne sont pas de ceux qui gâ-
tent l'estomac de leurs hôtes, en surexcitant leur
appétit par de friandes gourmandises. Non : comme
ils savent qu'ils ont affaire à des malades, ils ont
soin de ne donner qu'une nourriture sobre, maigre
et toutefois substantielle. Voici comment ils raison-
nent : « Les poitrinaires digèrent trop vite ; consé-

quemment, si on leur donnait de là viande tendre,
ils n'en auraient que pour peu de temps à digérer et
la faim reviendrait bientôt. » C'est pourquoi ils
leur servent une viande ferme, dure et durable, de
sorte que si le malade en mange une petite provision
le matin, elle ne digère que le soir, et lui sert ainsi
toute la journée. Du reste, ces sages maîtres d'hôtel
ne servent que très-peu de viande. Ils ont appris
des physiologistes que ce sont surtout les amylacées
qui entretiennent la respiration et ralentissent la
combustion des tissus du corps. Ils ont donc cru de
leur devoir de remplacer la viande par la pomme de
terre et force haricots.

Nos cuisinières sont très-bonnes et si soigneu-
ses de préserver les malades d'indigestions, qu'elles
ont bien soin de toujours confisquer une bonne
partie des mets en faveur d'elles-mêmes et de leurs
Adonis.

Les bouchers ne vous comptent les *os* que pour
de la simple viande, ce qui est de la générosité extra;
car un os est une viande condensée!

Les chambres sont, en général, à raison de 10 à
20 francs par jour, et la table d'hôte est à 8 francs
par personne. Certains hôtels sont à meilleurs marché; mais ceux-là ne sauraient être recommandés.
Car la valeur des choses, comme le savent très-
bien MM. les Anglais, dépend du prix. Puis, lors
même que nous serions un peu avides d'argent, qui
pourrait nous en vouloir? L'argent n'est-il pas la

condition *sine quâ non* de l'existence? Oui, le pauvre, hélas! non seulement manque des moyens de conserver sa vie et sa santé, mais encore il est obligé d'être honnête homme : inconvénient très-grand, et d'autant plus qu'il est si difficile d'être honnête sans argent!

Les mêmes louanges que nous avons cru devoir donner aux maîtres d'hôtels sont aussi méritées par les propriétaires de pensions et les loueurs d'appartements. Tous ont partagé le même avis, de tenir un peu haut le loyer et la nourriture, afin que le malade, étant obligé de payer un peu cher pour sa demeure et pour sa vie, soit par là moins tenté de faire des dépenses nuisibles à sa santé. D'ailleurs, comme nous l'avons vu : le haut prix augmente la confiance; il a donc une influence salutaire sur le moral du malade et favorise sa guérison.

MM. les étrangers sont avertis que si le malade meurt, ses proches sont obligés de payer son lit, à cause de l'infection. Alors le lit est ou détruit ou employé pour les locataires qui viennent après. Ce dernier cas est le plus général. Peut être a-t-il sa raison d'être dans l'intérêt des malades... du moins s'il faut attacher quelque importance au principe homœopatique *similia similibus*.

Nous avertissons MM. les étrangers que les clochers de la paroisse ne se donnent pas de repos, même la nuit; que les cloches en sont très-sonores, et que l'église étant sur une hauteur, elles sont bien

entendues de tout le mónde. Les avantages de tout
ceci sont clairs comme le jour. Cette harmonie in-
cessante est on ne peut plus favorable. La nuit, elle
distrait les malades qui ont de la peine à dormir et
émousse un peu la trop grande irritabilité du nerf
auditif, à laquelle certains malades sont sujets;
le jour, elle sert d'accompagnement sublime aux
amateurs de musique. Aussi les appartements sont-
ils plus chers dans les environs de l'église.

Remarquons que cette distraction est d'autant
plus nécessaire que le caractère excitant du climat
rend le sommeil très-difficile.

A l'action nocturne des cloches se joint souvent
celle de troupes d'ouvriers qui, la nuit, parcourent
les rues en chantant. La commune, toujours animée
de ses intentions désintéressées pour les malades, a
soin de faire distribuer aux ouvriers de l'eau-de-vie
et de l'absinthe, afin d'entretenir leur voix dans un
bon état de sonorité et de rendre leur chant plus
gai.

C'est aussi aux soins toujours si éclairés de la
commune qu'on doit la malpropreté des rues et des
deux ou trois ruisseaux qui les traversent. Certains
étrangers sont offusqués de ce que les habitants du
pays déposent dans la rue les balayures des maisons
et les débris des repas. Mais il est clair que ces
étrangers ne se connaissent point en médecine. Sans
cela, ils n'ignoreraient pas l'action salutaire de l'a-
cide sulphydrique.

En général, nous ne pouvons assez louer et admirer l'énergique persévérance avec laquelle la commune a résisté à toutes les plaintes déraisonnables de certains étrangers. De combien de préjugés ne sont pas imbus ces pauvres habitants du Nord !

D'après ce que nous venons de dire, on comprend que l'eau du pays n'est pas des meilleures ni des plus appétissantes. Chose salutaire encore. Ainsi, les malades ne sont pas tentés de se refroidir l'estomac et de se diluer outre mesure le suc gastrique, en buvant une trop grande quantité d'eau.

La police, chez nous, par dessus tout, mérite une mention honorable. Voici un exemple, à l'appui de ce que j'avance. L'autre jour, me promenant dans la ville, je fus tout bouleversé, en voyant courir à toutes jambes trois ou quatre gendarmes. Je voulus en arrêter un pour lui demander la cause de cette course. « Non, non, le devoir ! le devoir ! » me cria-t-il, en continuant de courir. Lui et ses camarades disparurent en un instant à mes regards inquiets autant qu'étonnés. « Qu'y a-t-il donc ? » demandai-je à un passant qui, comme moi, cherchait à les suivre de la vue. « C'est qu'un étranger vient d'être assassiné par trois forçats échappés du bagne de Toulon ; voyez ! là-bas ! » me répondit-il en montrant du doigt l'endroit d'où étaient venus les gendarmes. « Et les gendarmes ? » lui demandai-je. « Oh ! — reprit-il — les gendarmes courent à la mairie, pour demander ce qu'ils doivent faire. » Ces braves

gendarmes sont consciencieux. Ils n'avaient pas
voulu agir, dans un cas si grave, sans avoir l'ordre
de l'autorité !

Qu'on ne croie pas qu'il y ait eu ici des raisons
d'agir non avouables. Non, certes : ces gendarmes
ne manquent ni de courage ni d'activité. J'en ai la
preuve sous la main. Hier, un pauvre gamin, qui
se mourait de faim, se permit de voler un pain chez
le boulanger. Il n'avait pas encore fait dix pas qu'il
fut arrêté et mis en prison, où il est mort six heures
après, se trouvant dans la dernière période de la
phthisie.

A propos de la phthisie, sa fréquence parmi nos
habitants mérite une petite digression. Cette maladie
emporte environ le tiers de la population. Nous
signalons ce fait peu favorable à la haute réputation
de salubrité de notre pays, non pour inquiéter l'é-
tranger, mais pour lui faire observer : 1º que c'est
autre chose d'être né et élevé dans un climat, que
d'y venir passer une saison ; 2º que la fréquence de
la phthisie parmi nous n'est due, peut-être, en
grande partie, qu'aux fatigues et aux maux que nous
nous donnons pour rendre aux étrangers ce séjour
le plus utile possible. Mon honoré confrère le docteur Videpoche, qui est lui-même de ce pays, propose encore une autre explication à ce sujet. Il pré-
tend que la phthisie n'est si fréquente dans notre
pays que depuis que les étrangers le fréquentent
tant. Il les accuse d'y avoir apporté le miasme. Si

les habitants meurent de la tuberculisation en plus grand nombre que les étrangers, il explique la chose par le fait que ceux-là sont moins que ceux-ci à même de se soigner.

Je laisse à mon confrère la responsabilité de cette grave solution.

Notre digression faite, revenons au sujet dont nous nous sommes un instant écarté. Disons que, malgré l'activité extrême de notre police, les arrestations sont cependant rares. Voici pourquoi. D'abord, les vols n'y sont pas fréquents ; car les habitants, ayant tous les moyens de s'approprier le contenu des bourses, n'ont pas besoin d'en venir à des moyens illégaux. Puis, malgré cela, s'il arrive qu'un étranger soit volé, il aime mieux, en sa qualité de gentilhomme, se consoler de sa perte que de poursuivre le voleur devant les tribunaux, et faire peut-être d'un malheureux un misérable, en l'empêchant ainsi de se perfectionner dans sa noble industrie.

Puis, le voleur restant libre, le volé sera souvent soulagé ; car, nous apprennent les physiologistes, c'est une consolation que de savoir qu'on n'est pas seul volé.

Nous n'aurions pas besoin de rien ajouter pour faire voir que Doux-Repos vaut bien toutes ces stations d'hiver qu'on vante si pompeusement, comme Nice, Hyères, Cannes, Antibes, Pau, Montreux, Grasse, Menton, etc.

Mais ce qui distingue surtout Doux-Repos, c'est le traitement médical. Outre mes très-chers confrères que j'ai nommés déjà, nous possédons quarante-cinq autres médecins. Trois même ont le titre de docteur. Mais ce titre n'a pas la force des habits, c'est-à-dire qu'il ne fait pas l'homme. Aussi, un des non docteurs, M. Syâtre, l'emporte sur tous les autres en savoir et en pratique. On fait un reproche à M. Syâtre d'avoir été vétérinaire et de ne s'être occupé que depuis quatre ou cinq ans du traitement des hommes. Mais ce reproche est, selon moi, complétement injuste ; car, comme vétérinaire, M. Syâtre s'est occupé des maladies du cheval, du bœuf et *surtout* du cochon. Or, on sait que, de tous les animaux, le cochon est celui dont l'organisation se rapproche le plus de celle de l'homme. Pour mon compte, je rejette absolument cette théorie absurde qui fait descendre l'homme du singe. J'admettrais plutôt que l'homme soit une transformation du porc, et ma longue étude sur les mœurs des habitants de notre pays me confirmerait presque dans cette opinion.

Il y a un homœopathe pour ceux qui ne supportent pas de médicaments ou qui sont abandonnés de la médecine ordinaire. Il y a aussi des médecins à talent multiple : ils sont homœopathes, ou allopathes, ou hydropathes, ou même camphorophiles, selon le désir du malade.

D'ailleurs, nous avons une classe de médecins qui

est, selon moi, trop rare dans le Nord, c'est-à-dire les *méridionomanes*.

Chacun de nos médecins a écrit au moins une brochure sur notre climat. Je ne puis que constater avec admiration la valeur de leurs écrits. Mais, à part toute fausse modestie, je puis déclarer les avoir étudiés tous et en avoir été inspiré d'une telle façon, que je n'ai pas cru mal faire d'augmenter le nombre des publications sur Doux-Repos.

Tous nos médecins sont d'une politesse extrême. N'ayez pas peur qu'aucun d'eux ait jamais les inconvenances de vous contredire ou d'avoir une opinion contraire à la vôtre.

Ils savent très-bien que la chambre d'un malade n'est pas le lieu pour avoir une opinion, encore moins pour en exprimer une. Ce serait, en effet, une exigence de leur part, de vouloir exprimer à leurs malades leur manie de contredire, tandis qu'ils peuvent se satisfaire largement sur leurs confrères. Mais si parfois ils poussent un peu loi la prudence, notons qu'ils sont toujours en face d'une concurrence.

Chaque médecin, du reste, se croit seul parfait dans son art et traite tous ses confrères en ignorants. Appréciez-le bien, messieurs les étrangers ! Comment pourriez-vous avoir de la confiance à un médecin, s'il ne s'en accorde aucune à lui-même ?

M. Videpoche et moi nous nous chargeons d'em-

baumer les corps, à dix mille francs par corps. On
nous a fait remarquer que ce prix était un peu élevé,
le procédé étant assez simple, n'exigeant que peu
d'ingrédients et à bon marché. Cela est vrai. Mais
qu'est-ce que c'est qu'une perte de dix mille francs
pour celui qui vient de perdre un ami ? Et puis.....
qu'est-ce que dix mille francs dans la caisse d'un
médecin ? — En général, les médecins se font bien
payer chez nous. C'est justice. Car, dans un pays
où les malades sont si vite enlevés au médecin, soit
par la guérison, soit par la mort, il faut bien que
le médecin profite du peu de temps que dure le
traitement. D'ailleurs, MM. les Anglais, qui cons-
tituent la plus grande partie de notre colonie, se
croiraient, non seulement maltraités, mais même
offensés, si on n'appliquait pas la méthode de Brous-
sais à leurs bourses. *Mundus vult decipi, ergo deci-*
piatur !

Disons encore que Doux-Repos, un vrai Eldorado,
est non-seulement une incomparable station d'hiver,
mais aussi qu'il réunit en lui les propriétés théra-
peutiques de tous les bains du monde. Ainsi, d'a-
bord, il faut remarquer que les œufs de notre pays
dégagent, *même quand ils sont frais*, une abondante
quantité d'acide sulphydrique. Nous n'avons qu'à
les mêler avec de l'eau et vous avez les eaux d'Aix-
la-Chapelle.

La poussière seule, comme nous l'avons déjà dit,
y tient lieu de Tœplitz. Les vins du pays, les oran-

ges, l'eau du pays et souvent le lait [1] dépassent en efficacité les eaux de Hombourg, de Kissingen, de Carlsbad et même de Sedlitz et de Pullna. L'eau de mer remplace les bains de Kreuznach. Oui, nous possédons même les moyens de remplacer le fameux Krantchen d'Ems !

Nos médecins ont la qualité, à coup sûr excellente, de n'être pas scrupuleux au sujet des drogues. On est frappé, quand on entre dans la chambre d'un malade, de voir ces tas de bouteilles, de flacons et de petits pots qui encombrent le marbre de la cheminée. Homœopathes et allopathes semblent de connivence avec les pharmaciens. Des personnes hostiles à notre pays se sont servi de ce fait pour révoquer en doute les avantages de Doux-Repos. « Que vaut ce climat si vanté, vous disent-ils, s'il faut tant de médicaments ? »

Les ignorants ! Ils ne comprennent pas qu'aucun climat, dans ce bas monde, ne peut guérir sans l'aide des pharmacies. — Cette profusion de remèdes peut toutefois avoir pour objet de procurer aux malades une délicieuse distraction.

Les maladies auxquelles Doux-Repos doit surtout sa renommée sont les maladies de poitrine. Cependant, il y a bon nombre d'autres maladies que Doux-Repos guérit toujours sûrement, tels que rhumes de

(1) Nos laitières ont soin de nourrir les vaches d'une espèce d'herbe qui donne au lait des propriétés drastiques.

cerveau, coliques, constipations, anémie, hypéré-
mie... enfin tous les extrêmes.

Dans la *chlorose*, notre climat fait les merveilles,
mais... sous condition formelle et expresse que le
malade prendra des doses de fer selon la méthode
du professeur Niemyer.

Il ne faut cependant pas croire que notre pays est
omnipotent. Nos trois cimetières, auquel bientôt se
joindra un quatrième, attestent que la mort veut
chez nous, comme partout ailleurs, ses victimes. Cependant, si le malade supporte le voyage, il est rare
qu'il meure la première année. Il faut reconnaître
pourtant que les médecins prennent la précaution
de renvoyer ailleurs tout malade menacé de mort. Si,
malgré tout cela, le nombre de nos décès n'est pas
médiocre, il ne faut pas s'en étonner. C'est que le
malade qui une fois a passé un hiver chez nous est
si enchanté de Doux-Repos, qu'il veut y revenir
chaque année, même après sa guérison, et cela jusqu'à ce qu'il y ait fini ses jours.

Il y a encore une autre raison : c'est cette malheu-
reuse habitude des médecins du Nord de ne nous
envoyer que les malades dont ils veulent bien se
débarrasser, par crainte de les voir augmenter la
liste de leurs morts. Et ces malades encore ne sont
généralement pas ceux qui sont riches et peuvent se
soigner.! Qu'on ne nous envoie que les personnes
menacées de maladie et affligées de quelques millions.
On verrait alors bien autre chose !

D'ailleurs, ce ne serait pas juste si la guérison du malade était trop prompte et trop complète. Les malades ne doivent pas oublier qu'ils ne sont pas seuls au monde! Il y a aussi des médecins, des pharmaciens et des « propriétaires », et tout cela doit vivre!

Du reste, si le malade meurt, son séjour lui aura tout de même été salutaire. Les propriétés excitantes de l'air augmentent la fièvre du marasme et abrègent par là les souffrances.

Nous dirons donc que notre pays peut servir comme moyen de constater si le malade est incurable ou non. S'il y meurt, on peut être sûr qu'il était incurable ; s'il n'y meurt pas, il aura de la chance.

Mais assez de la mort et des limites du pouvoir de Doux-Repos. Revenons aux merveilles de notre domicile.

Le printemps commence ordinairement en mars. Mais alors le mistral souffle en général un mois sans interruption, et empêche le malade de faire des imprudences. Au printemps, la nature est magnifique. Les champs sont de vrais tapis d'anémones, de tulipes, d'orchidées, d'hyacinthes et d'autres fleurs aux vives et ravissantes couleurs. Chez nous, grâce aux botanistes et aux autres amateurs de fleurs, ces parures des champs ont presque entièrement disparu de notre pays. On se console, du moins, en contemplant l'endroit où elles s'étalaient jadis. Du reste, les malades ont peu à gémir de cette dévastation ; car, nous l'avons déjà dit, le mistral souffle sans in-

-terruption au printemps. Et comme pour nous préparer à de plus grandes pertes en fait de fleurs, la nature nous a doués d'une riche provision d'asphodèles et de cyprès.

Autrefois, notre pays était très-riche en oiseaux chantants. Mais l'homme, ce grand dévastateur, n'a pas tardé à les faire disparaître. Depuis, il y a eu une grande augmentation de chenilles et d'autres insectes rongeurs, propriété qui rend notre pays très-intéressant pour les entomologistes.

Le tout étant changé en jardins particuliers, l'étranger ne risque donc pas de trop, faire de promenades. En revanche, les jardins sont d'une beauté vraiment admirable. Et si l'entrée en est défendue, l'étranger peut, par dessus les murailles, voir justement assez pour se faire une idée de la magnificence du tout, pour admirer la richesse, c'est-à-dire la, générosité et le bon goût du propriétaire.

En mai, la chaleur devient très-grande. C'est alors que les poitrinaires quittent nos rivages pour aller ailleurs jouir du bien que le séjour leur a fait, et étonner leur famille du merveilleux changement de leur santé.

En été, il ne s'agit plus des poitrinaires, auxquels il faut surtout le repos et le confort des appartements. Alors notre pays sert de refuge à ceux qui viennent prendre des bains de mer. Or, pour ces derniers, il est essentiel qu'ils puissent sortir pour aller prendre leurs bains, et notre climat serait imparfait, s'il ne

prenait des précautions pour rendre tout cela possible. C'est pourquoi le mistral et la pluie sont sus-
pendus pendant l'été. Et, pour empêcher ici l'abus
de la chose, la chaleur s'en charge. Si cette chaleur,
d'un autre côté, fait redouter les effets d'une transpiration trop abondante, n'ayez pas peur! Le remède
n'est pas loin. Car, en été, les insectes sont dix fois
plus nombreux qu'en hiver; par l'irritation que
ceux-ci produisent sur la peau, ils font naître des
gonflements qui compriment et ferment les pores de
l'épiderme.

Les hôtes des bains n'ont pas besoin, comme les
poitrinaires, d'une nourriture substantielle. Voilà
pourquoi la viande ici manque tout à fait pendant
l'été.

Le lieu des bains est parfait. La plage est un sa-
'ble fin et doux, de sorte que le noyé y trouve une
couche on ne peut plus douce. Nous n'avons pas
chez nous, comme dans le Nord, de grandes vagues,
ce qui, selon certains médecins, constitue l'efficacité
des bains de mer. Mais, en revanche, on ne risque
pas chez nous de rencontrer des phoques et même
des baleines; puis, l'absence du flux et du reflux fait
qu'on peut se baigner en tout temps sans être in-
commodé par des débris de vaisseaux perdus, des
méduses, des éponges, des *pieuvres* et d'autres
monstres marins.

Une propriété très-remarquable de notre pays,
c'est que la neige y est entièrement inconnue. Il est

vrai que, dans les dix derniers hivers, il en est
tombé de temps en temps. Mais ces hivers ont été
exceptionnels — les habitants du pays sont d'un
accord unanime sur ce point — et ce serait souve-
rainement injuste de juger Doux-Repos d'après ces
vilaines années.

Quant à ceux qui s'étonnerait de ne pas trouver
dans notre latitude un climat plus tempéré, nous
leur ferions observer : 1° que la pureté de l'air chez
nous et la rareté relative des nuages favorisent le
rayonnement de la chaleur ; 2° que ces mêmes circonstances, secondées par la fréquence des vents,
donnent lieu à une grande évaporation d'humidité.
Ainsi la chaleur très-grande que le soleil occasionne
est tempérée en grande partie par le froid plus grand
qui provient des rayonnements et de l'évaporation [1].

Quoi qu'il en soit, toujours est-il que notre hiver
vaut bien les étés du Nord, comme l'attestent les ro-
siers en fleur et les fraises mûries qu'on voit chez
nous en février, partout dans les serres.

_____

[1] Certains vieillards du pays attribuent à l'affluence des
étrangers l'altération de notre climat pendant les dix der-
nières années. Les habitants du Nord, disent-ils — et surtout les Anglais — ont apporté le froid avec eux. M. Wea-
thercok, chef de notre établissement météorologique, se
propose de recueillir des observations capables de démontrer
à quel point les étrangers qui visitent notre climat peuvent
en altérer la nature.

Doux-Repos a aussi son journal! Et il a le droit d'en être fier! L'administration en est bienveillante et large. Tout article d'une valeur réelle est bienveillemment accueilli. Seulement, rien n'y est accepté qu'à la condition *sine quâ non* d'exalter les vertus de notre pays. Toute plainte en est exclue de rigueur, et cela se comprend. Car, de deux choses l'une : ou ces plaintes sont fondées ou elle ne le sont pas. Dans le premier cas, on peut être assuré qu'elle sont prévues par l'administration ; dans le second cas, elles sont inutiles, sinon nuisibles. C'est le dilemme du grand kalif Omar, en vertu, duquel on immola au Coran la bibliothèque d'Alexandrie.

Nos nombreuses occupations ne nous permettent pas de nous étendre plus longuement sur les produits du pays. Nous avancerons seulement deux ou trois nouvelles preuves des vertus de notre climat. Les oranges sont excellentes chez nous, du moins celles qui viennent de Palerme. Et le vin du pays, connu sous le nom de *bordeaux*, est supérieur, surtout comme moyen de neutraliser l'alcali des intestins. Quant au goût un peu désagréable qu'il laisse dans la bouche, on peut facilement s'en débarrasser, en buvant après un peu du sherry ou de malaga. Mais ce qui est excellent surtout, c'est notre poisson. Cependant, ceux qui en mangent souvent feront bien de prendre un médecin de famille, pour avoir toujours quelqu'un pour extraire les arètes qui s'obstineraient à faire quarantaine dans l'œsophage.

Je ne saurais terminer sans avertir l'étranger que
nos teneurs de boutiques lui font payer trois fois le
prix qu'ils exigent des habitants du pays. Ces mar-
chands, comme ils sont du pays, comprennent sa-
gement que c'est un honneur de ne pas être leurs
compatriotes et que cet honneur vaut bien quelques
sacrifices.

Les ouvriers de toute sorte travaillent très-lente-
ment dans notre pays. Aussi ils ne sont point de ces
êtres insupportables qui ne pensent qu'à l'*argent*.
Non, si on leur a fait une commande, il faut souvent et humblement les *prier* pour l'avoir exécutée.
Ainsi, ils nous rappellent que tous les hommes sont
frères et que la valeur d'un individu ne dépend nul-
lement ni de son argent ni de sa position sociale.
On comprend que, de cette manière, les ouvriers ne
peuvent point accepter beaucoup de commandes. Ils
doivent donc se dédommager en faisant payer très-
cher celles qu'ils entreprennent. Mais il est certain
que l'étranger s'imposera volontiers quelques sacrifices pour l'avantage de recevoir des leçons de mo-
rale si utiles et si agréables.

Qu'on me permette de parler aussi de la vie sociale
de Doux-Repos. Notre société, on le comprend, est
des plus raffinées, étant composée de personnes
opulentes, par conséquent instruites, civilisées et
respectables. La conversation roule sur des sujets
de haute futaie, et la tendance en est des plus utiles
à la moralité publique. Tout petit péché d'un mem-

bre de la société est tout de suite livré à la plus
grande publicité. Et même, pour rendre chacun
très-attentif à ses actes, on a soin de vous attribuer
de temps en temps des méfaits que vous n'avez jamais
commis. Cependant, il faut dire que l'opinion publique est très-juste, et traite les gens de fortune avec
tous les ménagements qui leurs sont dûs.

Nous n'avons pas tout dit. Nous avons laissé pour
bouquet la propriété la plus remarquable de Doux-
Repos.

L'action régénératrice et créatrice de notre climat
va si loin, qu'elle opère même, et non rarement, sur
la caisse et le blason. En effet, on a vu des indivi-
dus qui, il y a peu d'années, sont venus chez nous
sans avoir ni sou ni maille, et qui aujourd'hui bâ-
tissent des châteaux, se promènent fièrement en
voiture et regardent avec un air de juste dédain
leurs anciens amis moins heureux.

Les noms propres surtout éprouvent la vertu fé-
condante et créatrice de notre pays. Ils poussent et
se transforment à vue d'œil, en prenant, comme ra-
meaux gourmands, la particule *de* ou les titres de
sir, de lord, de baron, de baronne, etc.; de comte et
de comtesse, etc.

Ne dirait-on pas être dans un pays de mythes et
d'enchantement?

Ce sont surtout les noms des demoiselles de tous
les âges qui, chez nous, sont sujets à des transforma-
tions souvent très-avantageuses. Aussi notre pays

est-il très-recherché par les mères favorisées d'une nombreuse famille.

Telles sont les prérogatives, tels sont les avantages de Doux-Repos.

Sans doute, Doux-Repos est loin d'être parfait sous tous les rapports. Si nous avons manqué de faire ressortir tous ses points faibles, qui pourra nous en vouloir? Ne faut-il pas être un imbécile pour dire la vérité quand elle est contraire au bien de son pays ?

Quoi qu'il en soit, où peut-on, ailleurs que chez nous, trouver tant de belles et bonnes choses réunies !

Accourez donc, chers malades. Venez, venez vous réchauffer aux rayons de notre soleil ou bien vous reposer à l'ombre de nos cyprès ; mais venez plutôt, vous, malheureux au cœur glacé et à la bourse enflée, venez chez nous verser vos maux avec vos deniers. N'écoutez point ces esprits maussades et acariâtres qui, toujours avides de se plaindre, n'ont pas épargné même Doux-Repos de leurs infâmes calomnies. Tenez-vous bien en garde contre ceux qui crient si haut en faveur des autres stations d'hiver. Méfiez-vous d'eux. Ce sont des égoïstes ; ils spéculent sur notre nombreuse et lucrative clientèle. Venez, je ne puis assez vous le redire, venez à Doux-Repos. Nous n'y voulons que votre santé et votre salut. Essayez. Arrêtez vos appartements pour la saison. Si notre pays manque de satisfaire vos attentes, vous aurez toujours le temps d'aller ailleurs. Venez! venez!

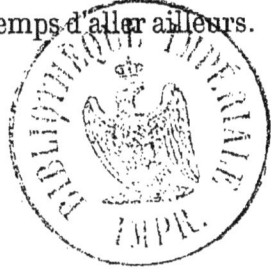

Nice. — Typ. V.-Eugène GAUTHIER et Ce.

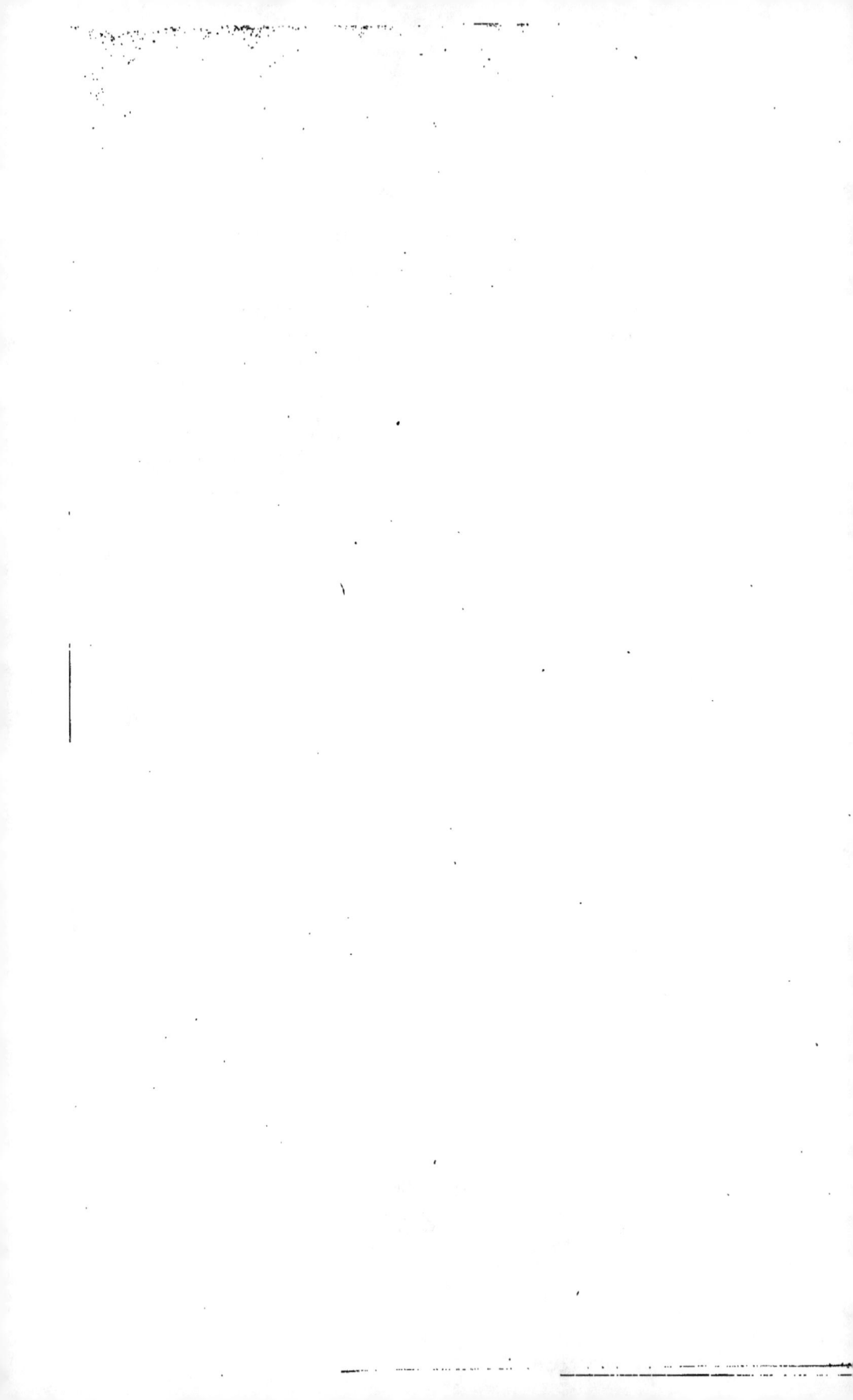

www.ingramcontent.com/pod-product-compliance
Lightning Source LLC
Chambersburg PA
CBHW032313210326
41520CB00047B/3082